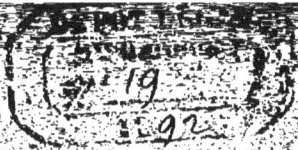

QUELQUES REMARQUES

SUR

DEUX CAS D'HÉMÉRALOPIE

ESSENTIELLE

Avec phénomènes de Chromatopsie crépusculaire.

Par le Docteur AUDIBERT

DISPENSAIRE OPHTHALMOLOGIQUE

Toulouse, 6, rue de Rémusat.

Tous les malades de la Ville et les Étrangers
qui justifient de leur indigence
sont soignés et, au besoin, opérés gratuitement.

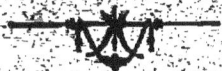

TOULOUSE

TYPOGRAPHIE & LITHOGRAPHIE R. THOMAS & Cie,
23, RUE BONREPOS, 23.

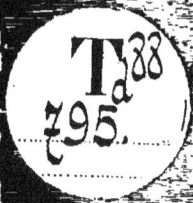

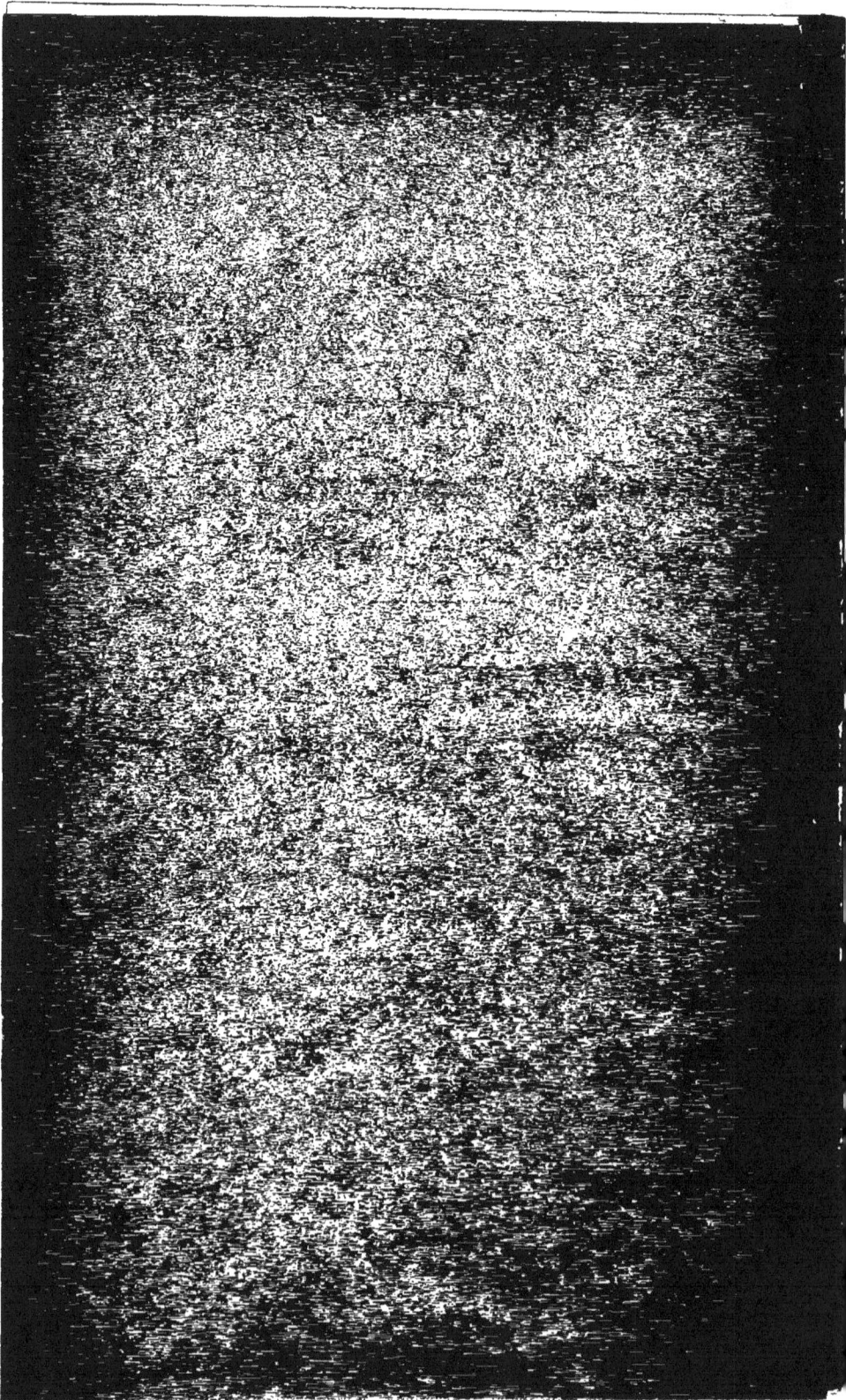

QUELQUES REMARQUES

SUR

DEUX CAS D'HÉMÉRALOPIE

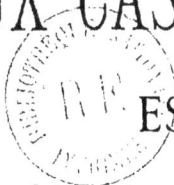

ESSENTIELLE

Avec phénomènes de Chromatopsie crépusculaire.

Par le Docteur AUDIBERT

DISPENSAIRE OPHTHALMOLOGIQUE

Toulouse, 6, rue de Rémusat.

Tous les malades de la Ville et les Étrangers
qui justifient de leur indigence
sont soignés et, au besoin, opérés gratuitement.

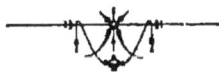

TOULOUSE

TYPOGRAPHIE & LITHOGRAPHIE R. THOMAS & Cᴵᴱ,
23, RUE BONREPOS, 23.

QUELQUES REMARQUES

SUR

DEUX CAS D'HÉMÉRALOPIE ESSENTIELLE

Avec phénomènes de chromatopsie crépusculaire.

———

Traitement et guérison rapide par injections de pilocarpine et courants continus,

Par M. le Dr AUDIBERT, de Toulouse.

———

Les deux observations d'héméralopie essentielle qui vont suivre m'ont paru intéressantes, tant au point de vue du traitement que de certains phénomènes non signalés jusqu'à ce jour, et que j'ai cru pouvoir désigner sous le nom de *phénomènes de chromatopsie crépusculaire.*

Il s'agit d'abord d'un homme de 53 ans, propriétaire aisé, habitant une commune de Tarn-et-Garonne, sur les confins de l'Aveyron. Il se plaint, depuis une quinzaine environ, d'un affaiblissement de la vision, surtout vers le coucher du soleil. Il n'est pas autrement malade et ne présente aucun antécédent héréditaire marquant, d'après son récit très assuré. Il croyait tout d'abord que cela se passerait, mais il voit que le mal augmente et il est venu me consulter.

J'ai lónguement interrogé le sujet et j'ai pu arriver, par voie d'élimination successive de toutes les causes productrices de cette affection, à m'assurer que j'étais en présence d'une héméralopie double, essentielle, due à ce que cet homme était resté, quinze jours auparavant, toute une matinée exposé à la réverbération intense d'une vaste étendue de neige. Du reste, état général bon, appétit conservé, pas d'ictère ni de lésion cardiaque. Aucune manifestation externe sur les yeux ; ni la blépharo-conjonctivite mentionnée par Gosselin (Académie de médecine, séance du 1er juillet 1862), ni cette tache nacrée ou argentée que Bitot avait remarquée sur la conjonctive, tout près de la cornée (Gaz. hebd., 1er mars 1883). L'examen ophtalmoscopique est négatif; il est rendu facile par des pupilles paresseuses et plus dilatées qu'à l'état normal, comme il arrive en pareil cas, sans qu'elles atteignent, toutefois, la dilatation artificielle. Disons, en passant, que l'agrandissement pupillaire augmente proportionnellement à la diminution de l'éclairage. Les milieux sont très transparents et non colorés ; le fond de l'œil ne se distingue pas manifestement de l'état physiologique. Peut-être pourrait-on trouver, chez ce malade, un peu d'hyperhémie rétinienne, contrairement à ce qui a été constaté par quelques auteurs, entre autres par Fontan, Charpentier, Macé, Nicati, etc...; mais ce symptôme, très diversement interprété en général, n'a rien de franchement évident. La papille est normale ; les vaisseaux n'offrent pas d'anomalie. Rien des lésions de la rétinite pigmentaires, ni ce reflet gris blanchâtre, signalé dans un cas, par M. Dor, moins brillant, mais assez semblable au tapetum de quelques animaux, ou au fond de l'œil des Hindous, des nègres et des Astèques. Je n'ai pas constaté de scotome central, ni de rétrécissement du champ visuel, pourvu que l'éclairage restât suffisant. L'acuité visuelle caractérisait bien ici l'héméralopie, car elle présentait une disproportion manifeste entre son degré et la décroissance de l'éclairage. L'état illettré du malade ne m'a pas permis de mesurer exactement l'amplitude de l'accommodation et la situation du *punctum proximum* que l'on trouve généralement plus éloigné. Quant à la sensibilité pour les couleurs, elle était intacte, et j'ai pu vérifier, comme M. Parinaud, que la dyschromatopsie, désignée par certains observateurs, n'était que *fausse*, c'est-à-dire une *deuto-dyschromotopsie*, dépendant d'une insensibilité pour la lumière qui disparaissait avec une intensité suffisante de la couleur.

Je crois avoir démontré que je me trouvais bien en présence d'une héméralopie essentielle, idiopathique, et j'arrive enfin à ces phénomènes singuliers de chromatopsie crépusculaire, sur lesquels le malade attire de lui-même mon attention, pour me les rappeler également pendant la durée du traitement. Il me dit, en effet, que le soir, vers quatre heures (c'était dans le mois de mars 1888), il sent sa vue s'affaiblir au point de ne pouvoir plus rien distinguer vers les six heures du soir. Il faut qu'on le conduise par la main, comme un aveugle, et alors il commence à voir *blanc* pendant quelques instants dans l'obscurité ; puis peu à peu, dit-il, sa vision devient *bleu-rosée*, avec persistance de cette teinte jusqu'à ce qu'il ait trouvé le sommeil qui vient le soustraire à la notion de cette perception chromatique. Si on entre dans sa chambre avec une lumière, il ne distingue rien des objets environnants et perçoit à peine un léger éclairage, pour retrouver sa vue blanche d'abord, puis de nouveau bleu-rosée plus durable, jusqu'à ce qu'il ait repris son sommeil. Les mêmes phénomènes se reproduisaient tous les soirs et paraissaient l'inquiéter autant qu'ils me semblaient étranges. J'ai moi-même renouvelé plusieurs fois l'expérience, ne pouvant avoir d'autre contrôle que celui de la bonne foi, non suspecte, du sujet, de la spontanéité et de l'uniformité de son récit.

Avant d'aborder le traitement que j'ai institué, je tiens à dire que, depuis cette époque, j'ai eu l'occasion d'observer un autre cas analogue à celui qui précède. Toutefois, il manque ici la dualité chromatopsique, c'est-à-dire que ce second malade voyait blanc seulement dans l'obscurité et que cette vision blanche, qui disparaissait

également au sommeil, ne se transformait pas en
bleu-rosée, comme dans le cas précédent. J'avais
cependant attiré, volontairement cette fois, l'attention du sujet sur le double phénomène de
transformation visuelle. Je me suis demandé
alors, si ce manque d'uniformité dans l'apparition
de ces deux manifestations successives de l'im-
pressionnabilité rétinienne, tenait à un degré
inférieur d'observation de la part du malade, ou
plutôt à l'étiologie différente de ce cas d'hémé-
rolopie, qui était survenu chez un maçon, âgé de
62 ans, après plusieurs heures de travail en
présence d'un mur blanc fortement éclairé par
le soleil. Dans les deux cas, sans doute, effet
de la lumière solaire puissamment réfléchie,
mais par des surfaces de nature et de composition
différentes, devant agir d'une façon très dissem-
blable au point de vue des rayons chimiques,
caloriques et de l'angle d'incidence de ces derniers.
Pourquoi la rétine ne serait-elle pas impressionnée
différemment par ces deux genres de réflexion
solaire, quand nous savons que quelques auteurs
ont déjà signalé l'influence variable d'un fort
éclairage au gaz, à l'électricité, au pétrole, par
exemple, sur la vision ou plutôt sur les différents
milieux de l'œil et sur la sensibilité rétinienne ?
C'est une hypothèse qui ne paraît pas invrai-
semblable au premier abord, mais dont la confir-
mation mérite d'être étayée par un plus grand
nombre d'observations. Il ne m'avait jamais été

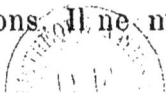

donné d'observer ces phénomènes de chromatopsie crépusculaire chez les héméralopes exa-
minés pendant ma période d'études ou pendant
les douze années de ma pratique personnelle, et
après les avoir vainement recherchés dans bon
nombre d'ouvrages de littérature ophthalmolo-
gique, je me suis demandé si on ne devait pas les
rapprocher des phénomènes, du moins analogues
sinon identiques, de vision colorée que nous
observons quelquefois chez des opérés de cataracte, ou chez certains névrotiques. Chez ceux-là
on rencontre parfois de l'érythropsie (vue rouge).
Il s'agit sans doute d'une modification de la sensibilité rétinienne, occasionnée par le traumatisme
opératoire, par un changement subit dans les
pressions intra-oculaires, amenant un trouble
momentané dans la circulation et, par conséquent,
dans l'innervation du fond de l'œil. Dans l'héméralopie, ne se produirait-il pas un certain degré
d'hyperesthésie rétinienne, ou s'agirait-il plutôt
de phénomènes anesthésiques de torpeur rétinienne, succédant à une hyperexcitation trop
longtemps prolongée de cette membrane ? Je
n'ose trancher la question, mais j'avoue que je
pencherais vers cette dernière interprétation avec
M. Parinaud (Académie des Sciences, 1er août 1881),
dans laquelle les excitations lumineuses trop vives
altèrent la sensibilité de la rétine en détruisant,
dit-il, le pourpre rétinien.

Quoi qu'il en soit, le traitement a été identique

dans les deux cas, et m'a donné les mêmes résultats satisfaisants. Il a uniquement consisté en injections hypodermiques de pilocarpine et dans l'application de courants continus. Si on me demande pourquoi j'ai songé à la pilocarpine, je répondrai que c'est par un rapprochement empirique que j'ai fait entre ce médicament et l'ésérine, que j'ai vu conseiller, sous forme de collyre, par quelques ophthalmologistes. Quant à l'électricité, elle aurait déjà été mise seule à contribution dans d'autres cas d'héméralopie idiopathique, entre autres, par Aguilar Blanch (Rec. d'opht. p. 133, 1884), qui a basé l'usage du courant électrique sur ce que « l'origine immédiate de cette affection doit être recherchée dans un trouble quantitatif de la purpurine de Boll, de l'érythropoïne de Kühne », produit par la cachexie générale du malade et l'épuisement fonctionnel de l'épithélium pavimenteux mélanique de la rétine, du protoplasma cellulaire nécessaire pour la régénération du pourpre rétinien.

Mais on verra que si M. Aguilar a été assez heureux pour obtenir la restauration de la vue du malade après deux séances d'électricité (!), je n'aurais, du moins dans mes deux cas singuliers, rien obtenu de mon côté et en si peu de temps, par l'usage exclusif de ce moyen auquel j'ai dû adjoindre celui de la pilocarpine.

J'ai commencé par injecter dans la fesse un centigramme par jour, en une fois, d'une solution de nitrate de pilocarpine au centième. Le malade est fortement éprouvé par cette dose, qui provoque chez lui des nausées, un choc bi-temporal presque immédiat, avec sueur modérée et salivation très abondante, suivies d'un certain degré de prostration. J'ordonne en même temps un régime très reconstituant et je commence aussi les séances d'électrisation par les courants continus, appliquant l'électrode positive sur le ganglion cervical supérieur, et la négative sur le globe oculaire et la région orbito-frontale correspondante, durant deux à trois minutes, sans dépasser jamais l'intensité de douze à quinze milliampères pendant la durée du traitement, qui a été de quatorze jours dans le premier cas. Je ferai remarquer que j'ai dû bientôt réduire chez mon malade, en raison d'une idiosyncrasie qui ne s'est pas produite chez le second, j'ai dû réduire, dis-je, la dose de pilocarpine à quatre gouttes par jour, environ un cinquième de la seringue de Pravaz ; la dose d'un centigramme n'était plus supportée sans amener des malaises inquiétants et une grande dépression. Toutefois, comme je voulais me rendre compte de l'action que pouvait avoir chacun des deux moyens que j'employais, courants continus et pilocarpine, je résolus, après le troisième jour, de cesser les électrisations, pour les reprendre trois jours après, et je répétai par trois fois cette période d'interruption et de reprise alternative de la pilocarpine et des courants continus. Or, j'ai pu m'assurer, par les assertions de mon malade, que, sous l'influence de la pilocarpine seule, le phénomène de cécité crépusculaire, le *moon blindness*, s'améliorait chaque fois sensiblement, tandis que les phénomènes chromatopsiques précités ne subissaient aucune amélioration, pour s'amender au contraire très manifestement, au détriment des premiers, lorsque les courants continus étaient seuls employés. En sorte que, pour ne pas prolonger outre mesure le séjour de mon malade, j'ai employé, durant les quatre derniers jours, le traitement simultané, et l'amélioration n'a pas tardé à se produire sous ces deux chefs, pour se terminer par une guérison complète, le quatorzième jour. Je suis donc convaincu que ce malade aurait guéri en cinq ou six jours, si je n'avais voulu, à son insu, tenter ces expériences sans danger pour lui.

En effet, le deuxième malade que j'ai eu à soigner quelques mois après, est rentré guéri après une semaine d'un traitement identique fait sans interruption ni dédoublement.

J'ajouterai, en terminant, que j'ai pu m'assurer, plus d'un an après, que les deux guérisons s'étaient maintenues.

CONCLUSIONS

I. L'héméralopie essentielle ou idiopathique peut quelquefois s'accompagner de phénomènes de chromatopsie crépusculaire que j'ai décrits et qui n'avaient pas encore été signalés.

II. L'interprétation de ces phénomènes et le mécanisme histologique de leur production ne relève encore que d'hypothèses dont on ne pourra établir la valeur qu'après un plus grand nombre d'observations.

III. Le traitement et les résultats obtenus ont prouvé que si, d'un côté, l'application que je crois avoir faite ici le premier de la pilocarpine, était un fait également nouveau dans ce processus particulier de l'héméralopie; d'un autre côté, l'association simultanée des courants continus à ce médicament était indispensable pour vaincre le double mode de cette affection.

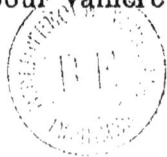

DU MÊME AUTEUR

Etude sur le traitement de la Cataracte traumatique (Paris, 1877).

Applications de la Péritomie ignée au traitement de la Kératite des moissonneurs, et d'autres affections de la cornée (1887).

Réflexions adaptées à la communication du docteur Trousseau, sur l'emploi du pétrole brut dans les conjonctivites (*Société française d'ophthalmologie*; Paris, 1890).

Du Strabisme, contribution à l'étude de la valeur comparative du traitement médical et chirurgical.

Considérations diverses sur deux opérations de cataracte choroïdienne avec une issue considérable d'humeur vitrée, suivies de succès définitif. (Mémoire présenté à la *Société de médecine et de chirurgie de Toulouse*; 1892.)

www.ingramcontent.com/pod-product-compliance
Lightning Source LLC
Chambersburg PA
CBHW050437210326
41520CB00019B/5974